# VASKULÄRE KOMPRESSIONSSYNDROME - WAS SIE WISSEN MÜSSEN

## DR. MED. MOHAMMAD E. BARBATI

# TEIL EINS
# EINLEITUNG

# VASKULÄRE KOMPRESSIONSSYNDROME

Vaskuläre Kompressionssyndrome beziehen sich auf eine Gruppe von Erkrankungen, die auftreten, wenn ein Blutgefäß durch eine angrenzende Struktur komprimiert oder eingeengt wird, was zu einer Vielzahl von Symptomen führt. Diese Syndrome werden im Allgemeinen mit der Kompression von Nerven oder Gefäßen in Verbindung gebracht und können durch eine Vielzahl anatomischer und physiologischer Faktoren verursacht werden.

Um vaskuläre Kompressionssyndrome zu verstehen, ist es zunächst wichtig, die Anatomie und Physiologie der betroffenen Strukturen zu kennen. Blutgefäße sind für den Bluttransport im Körper zuständig, während Nerven für die Übertragung von Signalen zwischen dem Gehirn und verschiedenen Körperteilen verantwortlich sind. In manchen Fällen verlaufen Blutgefäße und Nerven nahe beieinander, was zu einer Kompression einer oder beider Strukturen führen kann.

Je nach Ort und Ausmaß der Kompression kann es zu verschiedenen vaskulären Kompressionssyndromen kommen. Zu den häufigsten Arten von Gefäßkompressionssyndromen gehören das Thoracic-Outlet-Syndrom (TOS), das Einklemmungssyndrom der Kniekehlenarterie, das Nussknacker-Syndrom (NS), das Median-Arcuate-Ligament-Syndrom (MALS) und das May-Thurner-Syndrom (MTS).

Die Symptome von vaskulären Kompressionssyndromen können je nach Art der Erkrankung variieren, gehen aber in der Regel mit Schmerzen, Schwäche und/oder Taubheitsgefühlen im betroffenen Bereich einher. Die Diagnose dieser Syndrome kann schwierig sein, da die Symptome oft vage und unspezifisch sind. Eine gründliche Anamnese und körperliche Untersuchung sowie bildgebende Untersuchungen wie Ultraschall oder Magnetresonanzangiographie (MRA) können jedoch helfen, eine genaue Diagnose zu stellen.

Es ist wichtig zu beachten, dass die Symptome von vaskulären Kompressionssyndromen die Symptome anderer Erkrankungen wie des Karpaltunnelsyndroms oder der peripheren Arterienerkrankung nachahmen können. Daher ist es wichtig, bei der Untersuchung von Patienten mit Verdacht auf ein vaskuläres Kompressionssyndrom ein breites Spektrum an Differentialdiagnosen in Betracht zu ziehen.

# DIE KONTROVERSE DER VASKULÄREN KOMPRESSIONSSYNDROME

Obwohl vaskuläre Kompressionssyndrome seit vielen Jahren anerkannt und erforscht sind, wird ihre Existenz immer noch kontrovers diskutiert. Einige Experten sind der Meinung, dass diese Syndrome überdiagnostiziert werden und dass sich viele Patienten unnötigen und potenziell schädlichen Behandlungen unterziehen. Andere behaupten, dass diese Syndrome zu wenig diagnostiziert werden und dass viele Patienten aufgrund mangelnden Wissens und Verständnisses unnötig leiden.

Eines der Hauptargumente gegen das Vorhandensein von vaskulären Kompressionssyndromen ist, dass sie häufig allein auf der Grundlage bildgebender Untersuchungen diagnostiziert werden, ohne die klinischen Symptome des Patienten zu berücksichtigen. Einige Experten sind der Ansicht, dass das Vorhandensein einer vaskulären Kompression in bildgebenden Untersuchungen nicht unbedingt bedeutet, dass der Patient Symptome hat, und dass diese Befunde zufällig und klinisch nicht bedeutsam sein können.

Ein weiteres Argument gegen vaskuläre Kompressionssyndrome ist, dass sie häufig mit invasiven Verfahren wie Stent-Implantation oder Angioplastie behandelt werden, die ihre eigenen Risiken und Komplikationen mit sich bringen. Einige Experten argumentieren, dass diese Behandlungen nur dann eingesetzt werden sollten, wenn der Patient unter erheblichen Symptomen leidet, und dass zunächst konservativere Ansätze wie Physiotherapie oder Schmerzbehandlung versucht werden sollten.

Andererseits argumentieren Befürworter von vaskulären Kompressionssyndromen, dass diese häufig unterdiagnostiziert werden und dass viele Patienten aufgrund mangelnden Bewusstseins und Verständnisses unnötig leiden. Sie weisen darauf hin, dass die Symptome dieser Syndrome vage und unspezifisch sein können und dass sie fälschlicherweise als andere Erkrankungen diagnostiziert werden können.

Die Befürworter argumentieren auch, dass die Diagnose von vaskulären Kompressionssyndromen auf einer Kombination aus bildgebenden Untersuchungen und den klinischen Symptomen des Patienten beruhen sollte. Sie behaupten, dass bildgebende Untersuchungen wertvolle Informationen über den Ort und das Ausmaß der Gefäßkompression liefern können, dass aber letztlich die Symptome des Patienten der wichtigste Faktor bei der Entscheidung sind, ob eine Behandlung notwendig ist.

Schließlich argumentieren die Befürworter, dass die Risiken und Komplikationen invasiver Behandlungen wie Stent-Implantation oder Angioplastie bei Patienten, die unter erheblichen Symptomen leiden, häufig durch den potenziellen Nutzen aufgewogen werden. Sie weisen darauf hin, dass diese Behandlungen bei der Linderung von Symptomen und der Verbesserung der Lebensqualität sehr wirksam sein können und dass sie für Patienten, die auf konservativere Behandlungen nicht ansprechen, als praktikable Option in Betracht gezogen werden sollten.

Die Kontroverse um die Existenz von vaskulären Kompressionssyndromen ist unter Medizinern nach wie vor ein Diskussionsthema. Während die einen argumentieren, dass diese Syndrome überdiagnostiziert werden und sich viele Patienten unnötigen Behandlungen unterziehen, behaupten andere, dass sie unterdiagnostiziert sind und viele Patienten unnötig leiden. Letztendlich sollte die Diagnose und Behandlung von vaskulären Kompressionssyndromen auf einer sorgfältigen Bewertung der klinischen Symptome und der bildgebenden Untersuchungen des Patienten beruhen, mit dem Ziel, eine möglichst wirksame und angemessene Behandlung zu gewährleisten.

# ZIEL DES BUCHES

Ziel dieses Buches ist es, einen umfassenden Überblick über vaskuläre Kompressionssyndrome zu geben, einschließlich ihrer Ursachen, Symptome, Diagnose und Behandlung. Durch eine detaillierte Untersuchung der neuesten Forschungsergebnisse und klinischen Praxisrichtlinien soll dieses Buch auch Nicht-Mediziner mit den Informationen und Hilfsmitteln versorgen, die sie für diese Erkrankungen benötigen.

# TEIL ZWEI
# ANATOMIE UND PHYSIOLOGIE

# ÜBERBLICK ÜBER DIE ANATOMIE UND PHYSIOLOGIE DER GEFÄSSE

Das Verständnis der Anatomie und Physiologie des Gefäßsystems ist für die Diagnose und Behandlung von vaskulären Kompressionssyndromen unerlässlich. Dieses Kapitel gibt einen Überblick über die Anatomie und Physiologie des Gefäßsystems, wobei der Schwerpunkt auf den Strukturen und Prozessen liegt, die für vaskuläre Kompressionssyndrome relevant sind.

Das Gefäßsystem besteht aus einem Netzwerk von Blutgefäßen, die Sauerstoff und Nährstoffe zu den Geweben und Organen des Körpers transportieren. Es ist in zwei Hauptteile unterteilt: das arterielle und das venöse System.

Das arterielle System transportiert sauerstoffreiches Blut vom Herzen weg zu den Geweben und Organen des Körpers. Arterien sind dickwandige, muskulöse Gefäße, die aufgrund des vom Herzen erzeugten Drucks einen pulsierenden Fluss haben. Die größte Arterie des Körpers ist die Aorta, die sich in kleinere Arterien verzweigt, die bestimmte Regionen des Körpers mit Blut versorgen.

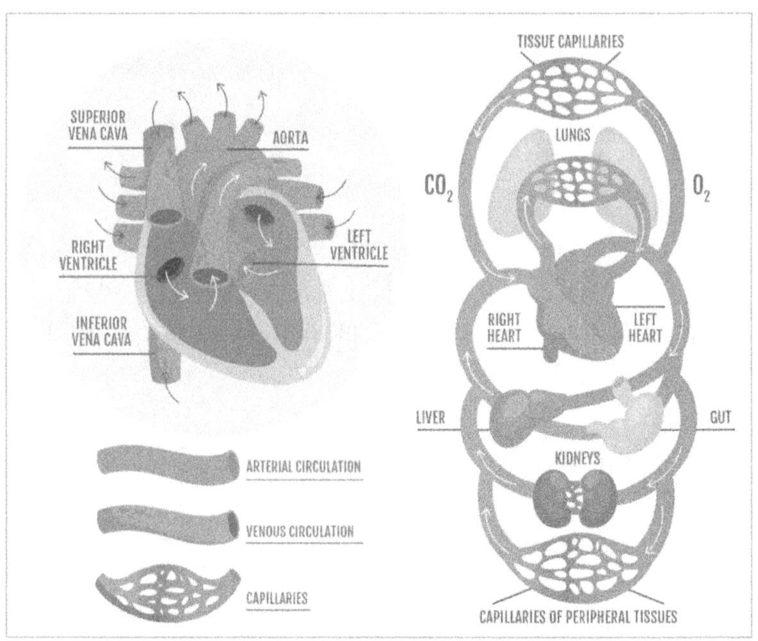


Das venöse System transportiert sauerstoffarmes Blut zurück zum Herzen. Venen sind dünnwandiger und weniger muskulös als Arterien und haben einen langsameren, nicht pulsierenden Fluss. Die größte Vene des Körpers ist die Vena cava inferior, die das Blut aus der unteren Körperhälfte aufnimmt und in den rechten Vorhof des Herzens leitet.

Vaskuläre Kompressionssyndrome können auftreten, wenn Blutgefäße durch umliegende Strukturen wie Knochen, Muskeln oder andere Blutgefäße zusammengedrückt oder verengt werden. Dies kann zu einer Verringerung des Blutflusses führen, die je nach Ort und Schwere der Kompression eine Reihe von Symptomen hervorrufen kann.

Die Diagnose und Behandlung von Gefäßkompressionssyndromen erfordert ein gründliches Verständnis der Anatomie und Physiologie des Gefäßsystems. Bildgebende Untersuchungen wie Ultraschall, Magnetresonanzangiographie (MRA) und Computertomographie (CT) können detaillierte Informationen über die Struktur und Funktion der Blutgefäße liefern, die als Grundlage für Behandlungsentscheidungen dienen können.

# DIE ROLLE VON NERVEN UND GEFÄSSEN BEI VASKULÄREN KOMPRESSIONSSYNDROMEN

Vaskuläre Kompressionssyndrome werden häufig durch die Kompression oder Einklemmung von Blutgefäßen oder Nerven durch umliegende Strukturen verursacht. Das Verständnis der Rolle von Nerven und Gefäßen bei diesen Syndromen ist entscheidend für eine genaue Diagnose und eine wirksame Behandlung.

Die Nerven spielen eine wichtige Rolle bei der Regulierung des Blutgefäßtonus und des Blutflusses. Wenn Nerven komprimiert oder eingeklemmt werden, können sie dieses empfindliche Gleichgewicht stören, was zu Veränderungen des Blutflusses und der Gewebedurchblutung führt. Darüber hinaus kann eine Nervenkompression eine Reihe von Symptomen wie Schmerzen, Taubheit und Schwäche hervorrufen.

Ein Beispiel für ein vaskuläres Kompressionssyndrom, das durch eine Nerveneinklemmung verursacht wird, ist das Thoracic-Outlet-Syndrom (TOS).

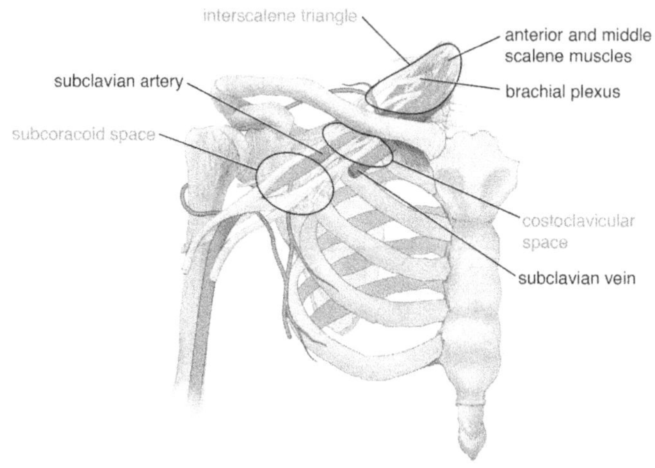



Dieses Syndrom tritt auf, wenn die Nerven und Blutgefäße, die den Arm versorgen, auf ihrem Weg durch den Thoracic Outlet, einen engen Durchgang zwischen Hals und Brustkorb, zusammengedrückt werden. Zu den Symptomen des TOS können Schmerzen, Taubheit und Schwäche in Arm und Hand sowie Kopf- und Nackenschmerzen gehören.

Ein weiteres Beispiel für ein vaskuläres Kompressionssyndrom, das durch eine Nervenkompression verursacht wird, ist das mediane Arkusbandsyndrom (MALS). Dieses Syndrom tritt auf, wenn das mediane Arkusband, ein Gewebeband, das das Zwerchfell mit der Wirbelsäule verbindet, die Zöliakalarterie und die Nerven, die Magen und Darm versorgen, zusammendrückt. Zu den Symptomen können Bauchschmerzen, Übelkeit und Erbrechen gehören.

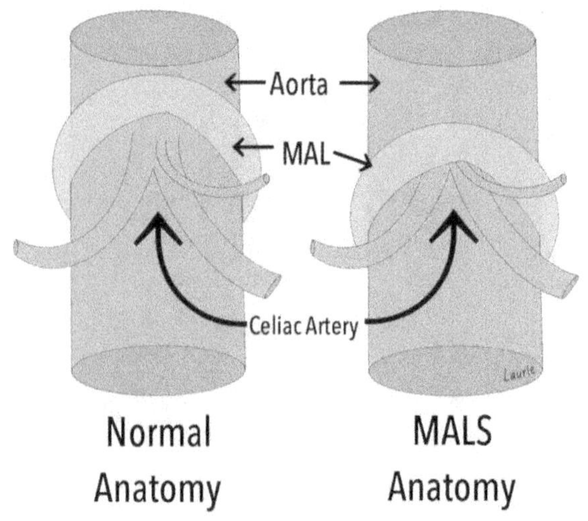



Ein weiteres Beispiel für ein vaskuläres Kompressionssyndrom, das durch die Kompression von Blutgefäßen verursacht wird, ist das Poplitealarterien-Entrapment-Syndrom. Dieses Syndrom tritt auf, wenn die Kniekehlenarterie, die Unterschenkel und Fuß mit Blut versorgt, durch umliegende Muskeln und Sehnen zusammengedrückt wird. Zu den Symptomen gehören Schmerzen, Taubheit und Schwäche in Bein und Fuß sowie Kälte und Verfärbung der Haut.

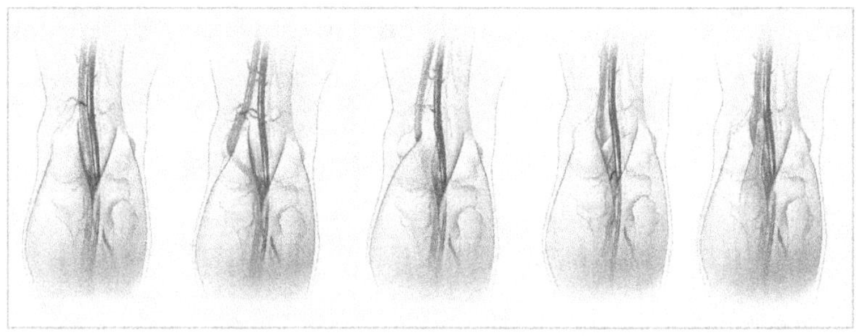

Das May-Thurner-Syndrom (MTS) ist ein weiteres Beispiel für ein Gefäßkompressionssyndrom, das durch die Kompression von Blutgefäßen verursacht wird. Dieses Syndrom tritt auf, wenn die linke Beckenvene durch die rechte Beckenarterie komprimiert wird, was zu einem verminderten Blutfluss und der Bildung von Blutgerinnseln führt. Zu den Symptomen gehören Schmerzen und Schwellungen in den Beinen sowie ein erhöhtes Risiko für tiefe Venenthrombosen.

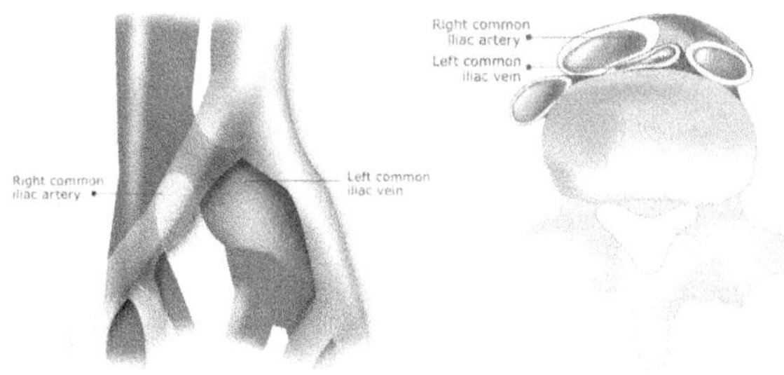


Zusammenfassend lässt sich sagen, dass die Rolle von Nerven und Gefäßen bei der Entstehung von vaskulären Kompressionssyndromen entscheidend ist. Wenn die beteiligten Mechanismen verstanden werden, kann das medizinische Fachpersonal diese Erkrankungen genau diagnostizieren und wirksam behandeln und so die Ergebnisse und die Lebensqualität der Patienten verbessern.

# TEIL DREI

# HISTORISCHER ÜBERBLICK

# FRÜHE BESCHREIBUNGEN VON GEFÄSSKOMPRESSIONSSYNDROMEN

Vaskuläre Kompressionssyndrome werden seit Jahrhunderten erkannt und erforscht, wobei die ersten Beschreibungen auf antike medizinische Texte zurückgehen. In diesem Kapitel werden wir einige der frühesten Beschreibungen von vaskulären Kompressionssyndromen untersuchen und wie sie sich im Laufe der Zeit entwickelt haben.

Eine der frühesten Beschreibungen eines vaskulären Kompressionssyndroms stammt aus dem altägyptischen medizinischen Text, dem Ebers-Papyrus, der auf das Jahr 1550 v. Chr. zurückgeht. Darin wird ein Zustand beschrieben, der als Schiefhals" bekannt ist und von dem man heute annimmt, dass er eine Form des Thoracic-Outlet-Syndroms ist. Der Ebers-Papyrus beschreibt Symptome wie Nackenschmerzen, Schulterschmerzen und Schwäche im Arm, die alle für das Thoracic-Outlet-Syndrom charakteristisch sind.

In ähnlicher Weise beschreibt der alte indische medizinische Text, die Charaka Samhita, einen Zustand, der als "Kata Shirsha" bekannt ist und von dem man heute annimmt, dass er eine Form der Kompression des Plexus brachialis darstellt. In dem Text werden Symptome wie Schmerzen, Taubheit und Schwäche in Arm und Hand beschrieben, die alle für eine Kompression des Plexus brachialis charakteristisch sind.

Im 18. und 19. Jahrhundert gab es mehrere bemerkenswerte Beschreibungen von Gefäßkompressionssyndromen. Im Jahr 1768 beschrieb der schottische Anatom Alexander Monro einen Zustand, der als "zervikale Rippe" bekannt ist, was heute als Thoracic-Outlet-Syndrom mit zervikaler Rippe bezeichnet wird.

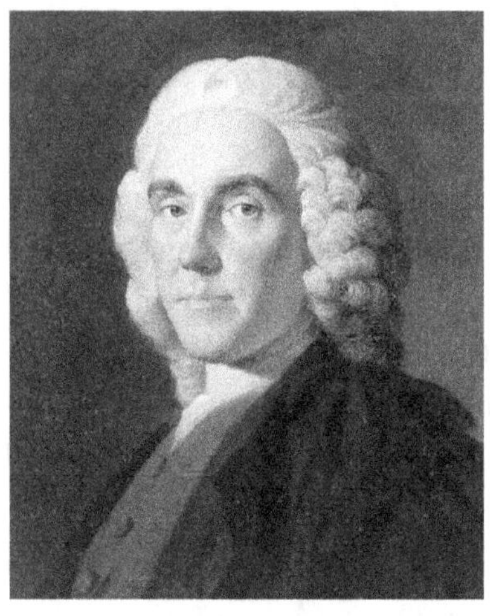

Im Jahr 1854 beschrieb der französische Chirurg Jean-Louis Petit einen Zustand, der als "Koarktation der Aorta" bekannt ist und von dem man heute annimmt, dass er eine Form des medianen Arkusbandsyndroms ist.

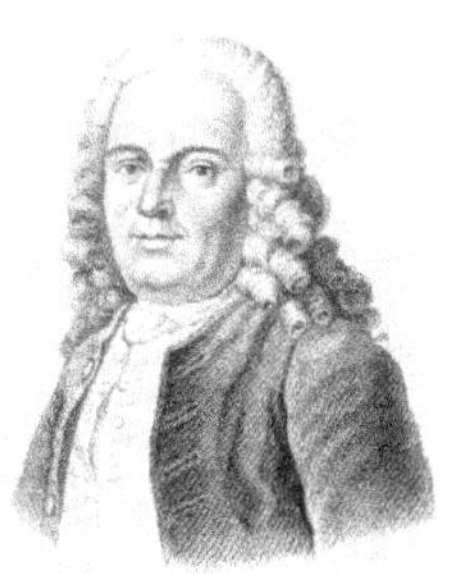

Im 20. Jahrhundert wurden vaskuläre Kompressionssyndrome zunehmend erkannt, insbesondere mit der Entwicklung bildgebender Diagnoseverfahren wie der Angiographie und der MRT. Im Jahr 1956 veröffentlichte der amerikanische Chirurg William J. Adson eine bahnbrechende Arbeit über das Thoracic-Outlet-Syndrom, in der er die klinischen Merkmale der Erkrankung beschrieb und chirurgische Behandlungen vorschlug.

Heute sind die vaskulären Kompressionssyndrome gut bekannt und erforscht, und es gibt zahlreiche Veröffentlichungen und medizinische Lehrbücher zu diesem Thema. Die Existenz und Diagnose einiger dieser Syndrome sowie die wirksamsten Behandlungsmethoden sind jedoch nach wie vor umstritten.

# ENTWICKLUNG DES KONZEPTS DER VASKULÄREN KOMPRESSIONSSYNDROME

Das Konzept der vaskulären Kompressionssyndrome hat sich im Laufe der Zeit erheblich weiterentwickelt, von frühen Beschreibungen in alten medizinischen Texten bis zu unserem heutigen Verständnis der Pathophysiologie und Behandlung dieser Erkrankungen.

Wie im vorigen Kapitel erläutert, wurden in frühen medizinischen Texten Symptome und Zustände beschrieben, die heute als vaskuläre Kompressionssyndrome anerkannt sind. Diese frühen Konzeptualisierungen enthielten jedoch kein klares Verständnis der zugrunde liegenden Anatomie und Physiologie dieser Erkrankungen.

Im späten 19. und frühen 20. Jahrhundert wuchs das Verständnis für die Anatomie und Physiologie des Herz-Kreislauf-Systems und des Nervensystems. Dies führte zu einem genaueren Verständnis der zugrunde liegenden Ursachen von Gefäßkompressionssyndromen.

So wurde beispielsweise beim Thoracic-Outlet-Syndrom erkannt, dass die Kompression des Plexus brachialis und der Arteria subclavia durch eine zervikale Rippe oder andere knöcherne Anomalien verursacht werden kann. In ähnlicher Weise wurde im Falle des medianen Arkusbandsyndroms erkannt, dass die Kompression der Arteria celiacosa durch das mediane Arkusband des Zwerchfells verursacht werden kann.

Das Konzept der vaskulären Kompressionssyndrome hat sich im Laufe der Zeit erheblich weiterentwickelt, von frühen Beschreibungen in alten medizinischen Texten bis hin zu unserem heutigen Verständnis der Pathophysiologie und Behandlung dieser Erkrankungen. Fortschritte im medizinischen Wissen und in der Technologie haben zu verbesserten Diagnose- und Behandlungsmöglichkeiten geführt, aber Kontroversen und Herausforderungen bleiben bestehen. Weitere Forschung ist erforderlich, um diese Herausforderungen vollständig zu verstehen und zu bewältigen.

# KONTROVERSEN RUND UM DIE VASKULÄREN KOMPRESSIONSSYNDROME

Vaskuläre Kompressionssyndrome sind komplexe Erkrankungen, die schwierig zu diagnostizieren und zu behandeln sein können. Trotz des medizinischen und technischen Fortschritts gibt es nach wie vor Kontroversen und Herausforderungen bei der Diagnose und Behandlung dieser Erkrankungen.

## KONTROVERSEN IM ZUSAMMENHANG MIT DER DIAGNOSE

Eine der größten Kontroversen im Zusammenhang mit der Diagnose von vaskulären Kompressionssyndromen ist der fehlende Konsens über die Diagnosekriterien für einige dieser Erkrankungen. So kann beispielsweise die Diagnose des Nussknacker-Syndroms, das durch eine Kompression der linken Nierenvene zwischen der Arteria mesenterica superior und der Aorta gekennzeichnet ist, aufgrund des Mangels an klaren Diagnosekriterien schwierig sein. Einige Studien legen nahe, dass das Nussknacker-Syndrom überdiagnostiziert wird, während andere argumentieren, dass es unterdiagnostiziert ist und dass genauere Diagnosekriterien benötigt werden.

Eine weitere Kontroverse im Zusammenhang mit der Diagnose von vaskulären Kompressionssyndromen betrifft den Einsatz von bildgebenden Verfahren. Während Angiographie und MRA für die Diagnose dieser Erkrankungen nützlich sein können, gibt es eine Debatte darüber, welche Bildgebungsmodalität am besten geeignet ist und ob die Bildgebung als Screening-Instrument eingesetzt oder Patienten mit bestimmten Symptomen vorbehalten werden sollte.


## KONTROVERSEN UM DIE BEHANDLUNG

Die Behandlungsmöglichkeiten bei vaskulären Kompressionssyndromen können ebenfalls umstritten sein, da es keinen Konsens darüber gibt, welche Maßnahmen am wirksamsten sind. In einigen Fällen kann eine Operation empfohlen werden, um die Kompression des betroffenen Gefäßes oder Nervs zu beheben, während in anderen Fällen konservative Maßnahmen wie Physiotherapie oder Medikamente ausreichen können.

Eine der größten Kontroversen bei der Behandlung von vaskulären Kompressionssyndromen ist die Wirksamkeit chirurgischer Eingriffe. Während einige Studien hohe Erfolgsquoten für chirurgische Eingriffe wie die Resektion der ersten Rippe und die Skalenectomie beim Thoracic-Outlet-Syndrom aufzeigen, berichten andere über niedrigere Erfolgsquoten und eine hohe Komplikationsrate. Auch die Wirksamkeit der Stent-Implantation oder Angioplastie bei Erkrankungen wie dem May-Thurner-Syndrom ist noch umstritten, wobei einige Studien über hohe Erfolgsquoten berichten, während andere niedrigere Erfolgsquoten und eine hohe Komplikationsrate melden.

# TEIL VIER
# KLINISCHES BILD UND DIAGNOSE

# KLINISCHES BILD

Vaskuläre Kompressionssyndrome können je nach Ort und Schweregrad der Kompression eine Vielzahl von Symptomen aufweisen. Die Symptome können chronisch oder intermittierend sein und von leicht bis schwer reichen. Eine gründliche Anamnese und körperliche Untersuchung sowie geeignete bildgebende Untersuchungen können helfen, diese Erkrankungen zu diagnostizieren und eine angemessene Behandlung einzuleiten.

## THORACIC-OUTLET-SYNDROM (TOS)

TOS ist eine Erkrankung, die durch eine Kompression des Plexus brachialis und/oder der Subclavia-Gefäße beim Austritt aus dem Thoracic Outlet entsteht. Zu den Symptomen können gehören:

- Schmerzen im Nacken, in der Schulter, im Arm oder in der Hand

- Schwäche oder Taubheitsgefühl in Arm oder Hand
- Schwellung oder Verfärbung des Arms
- Kältegefühl oder Kribbeln im Arm oder in der Hand
- Muskelschwund in der Hand

Die Symptome von TOS können sich durch bestimmte Tätigkeiten verschlimmern, z. B. durch Überkopfgreifen oder das Tragen schwerer Gegenstände.

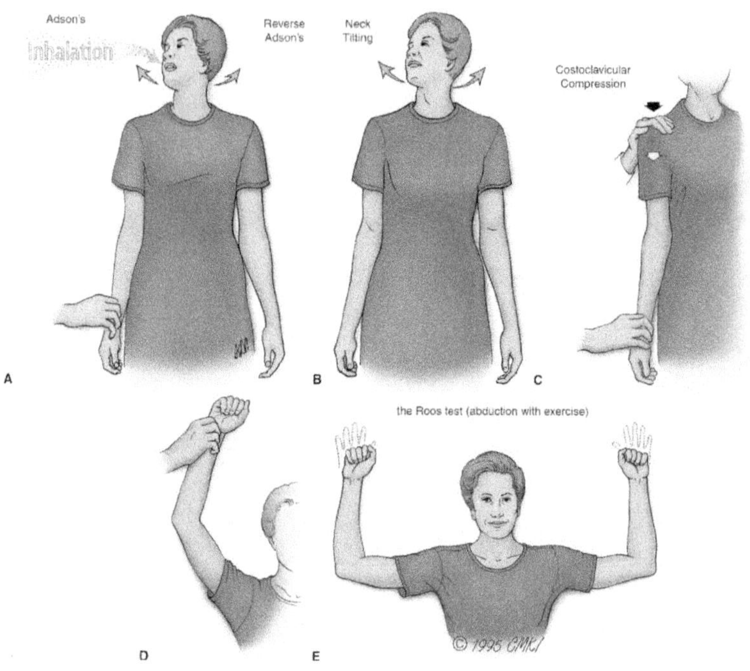


## NUSSKNACKER-SYNDROM

Das Nussknacker-Syndrom ist eine Erkrankung, die durch eine Kompression der linken Nierenvene zwischen der Arteria mesenterica superior und der Aorta entsteht. Zu den Symptomen können gehören:

- Hämaturie (Blut im Urin)
- Schmerzen in der Flanke
- Varikozele (Vergrößerung der Venen im
  Hodensack)

## MAY-THURNER-SYNDROM (MTS)

MTS ist eine Erkrankung, die durch Kompression der linken Beckenvene durch die rechte Beckenarterie entsteht. Zu den Symptomen können gehören:

- Schwellungen oder Schmerzen im linken Bein
- Krampfadern im linken Bein
- Hautverfärbungen oder Ulzerationen am
  linken Bein

## MEDIANE ARCUATE-LIGAMENT-SYNDROM (MALS)

MALS ist eine Erkrankung, die durch eine Kompression der Arteria celiaca durch das mediane Arcuate-Ligament entsteht. Zu den Symptomen können gehören:

- Unterleibsschmerzen nach dem Essen
- Gewichtsabnahme
- Übelkeit oder Erbrechen
- Durchfall oder Verstopfung

## ANDERE VASKULÄRE KOMPRESSIONSSYNDROME

Andere vaskuläre Kompressionssyndrome können je nach Ort und Schweregrad der Kompression ein breites Spektrum an Symptomen aufweisen. So kann eine Kompression des Nervus ilioinguinalis zu Schmerzen oder Taubheitsgefühlen in der Leiste oder der Innenseite des Oberschenkels führen, während eine Kompression der Kniekehlenarterie zu Schmerzen oder Krämpfen im Wadenmuskel führen kann.

# DIAGNOSTISCHE METHODEN

Die Diagnose von vaskulären Kompressionssyndromen kann schwierig sein, da die Symptome unspezifisch sein können und andere Erkrankungen nachahmen können. Es ist wichtig, mit einem Gesundheitsdienstleister zusammenzuarbeiten, der in der Diagnose und Behandlung von vaskulären Kompressionssyndromen erfahren ist.

Eine gründliche körperliche Untersuchung ist der erste Schritt bei der Diagnose von vaskulären Kompressionssyndromen. Der Arzt achtet auf Anzeichen von Schwellungen, Verfärbungen und venöser Dehnung im betroffenen Bereich. Er wird auch auf verminderte oder fehlende Pulse achten und nach Anzeichen für neurologische Defizite wie Muskelschwäche oder Taubheit suchen.

Bildgebende Untersuchungen sind für die Diagnose von vaskulären Kompressionssyndromen unerlässlich. Die folgenden Untersuchungen werden üblicherweise durchgeführt:

## ULTRASCHALL

Ultraschall ist ein nicht-invasives bildgebendes Verfahren, das mit Hilfe von Hochfrequenz-Schallwellen Bilder der Blutgefäße erzeugt. Mit Ultraschall kann das Vorhandensein von venösen oder arteriellen Verengungen, Thrombosen oder Kompressionen festgestellt werden.

## MAGNETRESONANZ-ANGIOGRAPHIE (MRA)

Die MRA nutzt ein starkes Magnetfeld und Radiowellen, um detaillierte Bilder des Körpers zu erstellen. MRA kann nützlich sein, um den Ort und den Schweregrad einer Gefäßkompression sowie damit verbundene Nerven- oder Gewebeschäden zu erkennen.

## COMPUTERTOMOGRAPHIE (CT) ANGIOGRAPHIE

Die CT-Angiografie ist ein nicht-invasives bildgebendes Verfahren, das mit Hilfe von Röntgenstrahlen detaillierte Bilder der Blutgefäße erstellt. Mit der CT-Angiografie lassen sich Ort und Schweregrad einer Gefäßkompression und damit verbundene Komplikationen wie Thrombose oder Aneurysma feststellen.

## ANGIOGRAPHIE

Die Angiografie ist ein invasives bildgebendes Verfahren, bei dem ein Kontrastmittel in die Blutgefäße injiziert wird. Dadurch können detaillierte Bilder der Blutgefäße gewonnen werden, die Aufschluss über die Lage und den Schweregrad der Gefäßkompression geben.

## NERVENLEITFÄHIGKEITSUNTERSUCHUNGEN (NCS) UND ELEKTROMYOGRAPHIE (EMG)

NCS und Elektromyographie EMG sind Tests, die die elektrische Aktivität von Nerven und Muskeln bewerten. Diese Tests können bei der Erkennung von Nervenschäden und der Bewertung des Schweregrads einer Nervenkompression hilfreich sein.

# DIFFERENTIALDIAGNOSE VON VASKULÄREN KOMPRESSIONSSYNDROMEN

Vaskuläre Kompressionssyndrome können sich mit einer Vielzahl von Symptomen äußern, die andere Erkrankungen nachahmen können. Daher ist es entscheidend, andere mögliche Ursachen auszuschließen, bevor eine endgültige Diagnose gestellt wird. In diesem Kapitel werden wir die Differentialdiagnose von vaskulären Kompressionssyndromen untersuchen.

## TIEFE VENENTHROMBOSE (TVT)

Eine tiefe Venenthrombose (TVT) entsteht, wenn sich ein Blutgerinnsel in einer tiefen Vene, meist in den Beinen, bildet. Eine tiefe Venenthrombose kann zu Schwellungen, Schmerzen und Rötungen im betroffenen Bereich führen, die den Symptomen eines vaskulären Kompressionssyndroms ähneln können. Allerdings beginnt die Schwellung bei einer TVT typischerweise in der Wade und zieht das Bein hinauf, während die Schwellung bei vaskulären Kompressionssyndromen meist lokal begrenzt ist.

## PERIPHERE ARTERIENERKRANKUNG (PAVK)

Eine periphere Arterienerkrankung (pAVK) liegt vor, wenn sich in den Arterien, die die Beine mit Blut versorgen, Plaque ablagert. Eine pAVK kann Schmerzen, Krämpfe und Taubheitsgefühle in den Beinen verursachen, die den Symptomen eines vaskulären Kompressionssyndroms ähneln können. Bei der pAVK treten die Symptome jedoch typischerweise bei Belastung auf und bessern sich in Ruhe, während sie bei vaskulären Kompressionssyndromen in Ruhe auftreten und sich bei Belastung verschlimmern können.

## LUMBALER BANDSCHEIBENVORFALL

Ein lumbaler Bandscheibenvorfall tritt auf, wenn der weiche innere Teil einer Bandscheibe durch den äußeren Ring vorsteht und auf die Nerven drückt. Dies kann zu Schmerzen, Taubheitsgefühlen und Schwäche in den Beinen führen, die den Symptomen eines vaskulären Kompressionssyndroms ähneln können. Bei einem lumbalen Bandscheibenvorfall treten die Schmerzen jedoch in der Regel im unteren Rücken und im Gesäß auf, während bei vaskulären Kompressionssyndromen die Schmerzen in der Regel in der betroffenen Extremität auftreten.

## PERIPHERE NEUROPATHIE

Periphere Neuropathie ist eine Erkrankung, die zu einer Schädigung der peripheren Nerven führt, was Schmerzen, Taubheit und Schwäche im betroffenen Bereich verursachen kann. Dies kann den Symptomen von vaskulären Kompressionssyndromen ähneln. Bei der peripheren Neuropathie können die Symptome jedoch beidseitig und symmetrisch sein, während sie bei vaskulären Kompressionssyndromen in der Regel auf eine Extremität beschränkt sind.

Die Differentialdiagnose von vaskulären Kompressionssyndromen umfasst ein breites Spektrum von Erkrankungen, die mit ähnlichen Symptomen einhergehen können. Daher ist es wichtig, andere mögliche Ursachen auszuschließen, bevor eine endgültige Diagnose gestellt wird. Eine gründliche Anamnese, körperliche Untersuchung und geeignete bildgebende Untersuchungen können helfen, zwischen diesen Erkrankungen zu unterscheiden und eine angemessene Behandlung einzuleiten. Es ist wichtig, dass Sie mit einem Arzt zusammenarbeiten, der in der Diagnose und Behandlung von vaskulären Kompressionssyndromen erfahren ist.

# TEIL FÜNF
# BEHANDLUNGEN

# KONSERVATIVES MANAGEMENT

Die konservative Behandlung von vaskulären Kompressionssyndromen umfasst nicht-invasive Behandlungen, die darauf abzielen, die Symptome zu lindern und die allgemeine Lebensqualität zu verbessern. Kompressionstherapie, Physiotherapie, Änderung des Lebensstils und Schmerztherapie sind allesamt nicht-invasive Behandlungsmöglichkeiten, die allein oder in Kombination eingesetzt werden können. Es ist wichtig, mit einem Arzt zusammenzuarbeiten, der in der Diagnose und Behandlung von vaskulären Kompressionssyndromen erfahren ist, um die beste Behandlungsmethode zu bestimmen. In manchen Fällen reicht eine konservative Behandlung nicht aus, und es können invasivere Behandlungen erforderlich sein.

## KOMPRESSIONSTHERAPIE

Die Kompressionstherapie ist eine häufig angewandte nicht-invasive Behandlung von vaskulären Kompressionssyndromen. Dabei werden Kompressionsstrümpfe getragen, die

Druck auf die betroffene Gliedmaße ausüben, um die Durchblutung zu verbessern und Schwellungen zu reduzieren. Die Kompressionstherapie wird häufig als Erstbehandlung für leichte bis mittelschwere Fälle von vaskulären Kompressionssyndromen empfohlen.

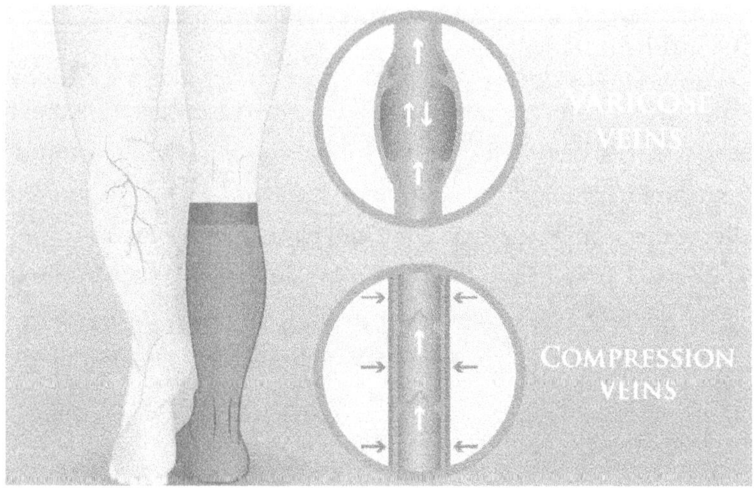


## PHYSIKALISCHE THERAPIE

Physikalische Therapie kann helfen, die Symptome von vaskulären Kompressionssyndromen zu lindern, indem sie die Muskeln im betroffenen Bereich stärkt, die Beweglichkeit verbessert und die Durchblutung fördert. Die physikalische Therapie kann Übungen zur Stärkung der Muskeln, Massagetherapie und andere manuelle Therapien umfassen.

## ÄNDERUNGEN DES LEBENSSTILS

Lebensstiländerungen können bei der konservativen Behandlung von vaskulären Kompressionssyndromen ebenfalls eine Rolle spielen. Den Patienten kann geraten werden, ein gesundes Gewicht zu halten, mit dem Rauchen aufzuhören und sich regelmäßig zu bewegen, um den Blutfluss zu verbessern und die Symptome zu lindern. Außerdem kann den Patienten geraten werden, langes Sitzen oder Stehen zu vermeiden und Pausen einzulegen, um sich zu bewegen und zu dehnen.

## SCHMERZBEHANDLUNG

Auch die Schmerzbehandlung kann ein wesentlicher Aspekt der konservativen Behandlung von vaskulären Kompressionssyndromen sein. Freiverkäufliche Schmerzmittel wie Ibuprofen oder Paracetamol können zur Linderung leichter bis mittlerer Schmerzen eingesetzt werden. In einigen Fällen können verschreibungspflichtige Schmerzmittel oder Nervenblockaden erforderlich sein, um starke Schmerzen zu behandeln.

# CHIRURGISCHE INTERVENTIONEN

Chirurgische Eingriffe bei vaskulären Kompressionssyndromen können erforderlich sein, wenn eine konservative Behandlung nicht wirksam ist oder die Symptome schwerwiegend sind. Venöse Stents, lumbale Sympathektomie und Resektion der ersten Rippe sind allesamt chirurgische Verfahren, die zur Behandlung von vaskulären Kompressionssyndromen eingesetzt werden können. Es ist wichtig, mit einem Arzt zusammenzuarbeiten, der in der Diagnose und Behandlung von vaskulären Kompressionssyndromen erfahren ist, um die beste Behandlungsmethode zu bestimmen. In einigen Fällen kann eine Kombination aus chirurgischen und nicht-chirurgischen Behandlungen erforderlich sein, um optimale Ergebnisse zu erzielen.

## VENÖSE STENTUNG

Die Stentimplantation ist ein minimalinvasiver Eingriff, bei dem ein Stent in die betroffene Vene eingesetzt wird, um den Blutfluss zu verbessern. Dieses Verfahren wird häufig zur Behandlung des May-Thurner-Syndroms und der iliofemoralen tiefen Venenthrombose eingesetzt. Während des Eingriffs wird ein dünner Katheter durch die Vene geschoben und ein Stent eingesetzt, der die Vene offen hält. Dieser Eingriff kann unter örtlicher Betäubung durchgeführt werden und wird in der Regel ambulant vorgenommen.

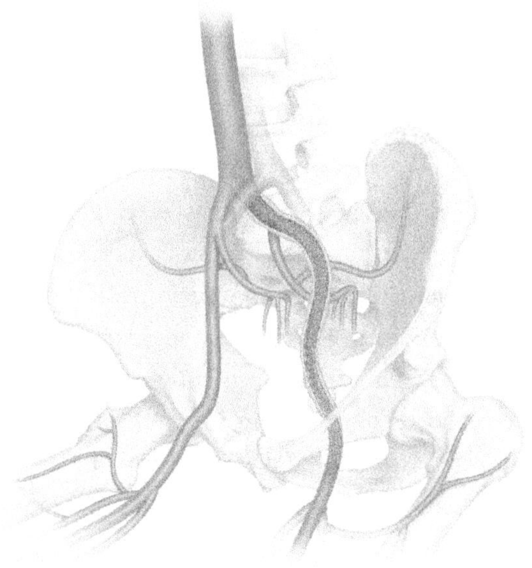

## LUMBALE SYMPATHEKTOMIE

Die lumbale Sympathektomie ist ein chirurgischer Eingriff, bei dem die entlang der Wirbelsäule verlaufenden Sympathikusnerven durchtrennt oder abgeklemmt werden. Dieses Verfahren wird zur Behandlung von Erkrankungen wie dem

Thoracic-Outlet-Syndrom und der Raynaud-Krankheit eingesetzt. Durch die Durchtrennung oder Abklemmung der Nerven
können sich die Blutgefäße in dem betroffenen Bereich erwei-
tern und der Blutfluss verbessern. Dieser Eingriff wird in der
Regel unter Vollnarkose durchgeführt und kann einen kurzen
Krankenhausaufenthalt erfordern.

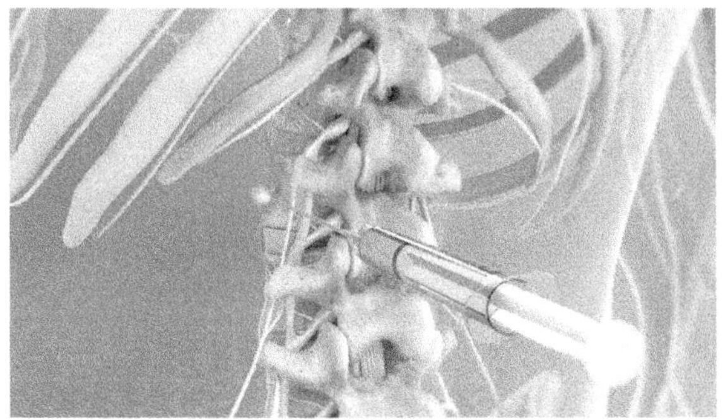

# RESEKTION DER ERSTEN RIPPE

Die Resektion der ersten Rippe ist ein chirurgischer Eingriff, bei dem die erste Rippe entfernt wird, um den Druck auf Nerven und Blutgefäße in diesem Bereich zu verringern. Dieses Verfahren wird häufig zur Behandlung des Thoracic-Outlet-Syndroms eingesetzt. Während des Eingriffs wird ein kleiner Einschnitt vorgenommen und die erste Rippe entfernt. Dieser Eingriff kann unter Vollnarkose durchgeführt werden und erfordert möglicherweise einen kurzen Krankenhausaufenthalt.

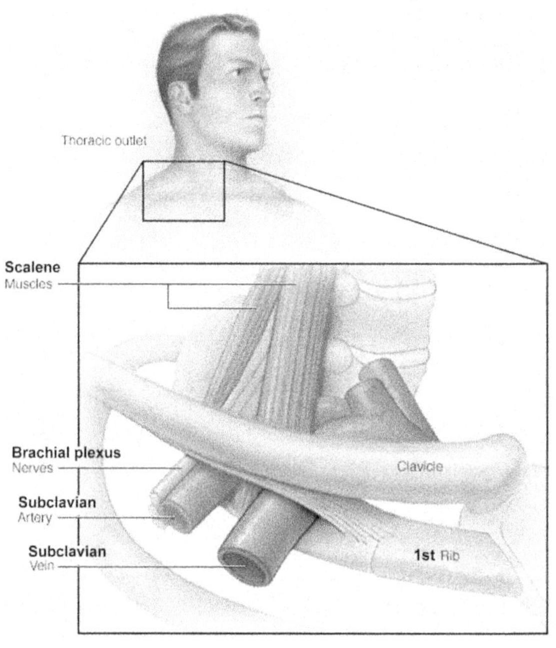

# TEIL SECHS
# EVIDENZBASIERTE FORSCHUNG

# ÜBERBLICK ÜBER FORSCHUNGSSTUDIEN ZU VASKULÄREN KOMPRESSIONSSYNDROMEN

In diesem Kapitel geben wir einen Überblick über die aktuellen Forschungsstudien zu vaskulären Kompressionssyndromen. Forschungsstudien sind wichtig, um unser Verständnis der Pathophysiologie, Diagnose und Behandlung dieser Erkrankungen zu verbessern.

## PATHOPHYSIOLOGISCHE STUDIEN

In Forschungsstudien wurde die zugrundeliegende Pathophysiologie von vaskulären Kompressionssyndromen untersucht. So wurde beispielsweise untersucht, welche Rolle anatomische Veränderungen, wie das Vorhandensein einer zervikalen Rippe, bei der Entstehung des Thoracic-Outlet-Syndroms spielen. Andere Studien haben die Biomechanik der vaskulären Kompression und die daraus resultierenden hämodynamischen Veränderungen untersucht.

## DIAGNOSTISCHE STUDIEN

In Studien wurden auch die Genauigkeit und Zuverlässigkeit
von Diagnosetests für vaskuläre Kompressionssyndrome
untersucht. So wurden beispielsweise die Sensitivität und
Spezifität von bildgebenden Verfahren wie Magnetresonanzangiographie (MRA) und Computertomographie (CT) zur
Diagnose des May-Thurner-Syndroms untersucht.

## STUDIEN ZUR BEHANDLUNG

In Forschungsstudien wurde auch die Wirksamkeit verschiedener Behandlungsmöglichkeiten bei vaskulären Kompressionssyndromen untersucht. So wurden beispielsweise die
Ergebnisse chirurgischer Eingriffe wie Dekompressions- und
Revaskularisierungsverfahren untersucht. Andere Studien
haben den Einsatz endovaskulärer Verfahren wie Angioplastie
und Stenting bei der Behandlung dieser Erkrankungen
untersucht.

## BESCHRÄNKUNGEN VON FORSCHUNGSSTUDIEN

Trotz der wichtigen Beiträge, die Forschungsstudien zu
unserem Verständnis von vaskulären Kompressionssyndromen
leisten, gibt es auch Einschränkungen zu beachten. Einige
Studien haben möglicherweise nur kleine Stichprobengrößen,
was eine Verallgemeinerung der Ergebnisse auf größere Populationen erschwert. Außerdem können die Diagnosekriterien
und Behandlungsprotokolle in den verschiedenen Studien
unterschiedlich sein.

# KRITIK AN DER QUALITÄT VON FORSCHUNGSSTUDIEN ZU VASKULÄREN KOMPRESSIONSSYNDROMEN

Forschungsstudien zu vaskulären Kompressionssyndromen haben zwar wichtige Einblicke in die Pathophysiologie, Diagnose und Behandlung dieser Erkrankungen geliefert, aber es gibt auch Einschränkungen und Kritikpunkte, die berücksichtigt werden müssen. Die begrenzten Forschungsergebnisse, die unterschiedlichen Diagnosekriterien und Behandlungsprotokolle sowie das Risiko von Verzerrungen in den Studien stellen eine Herausforderung für die Interpretation und Verallgemeinerung der Studienergebnisse dar. Für künftige Studien ist es wichtig, diese Einschränkungen zu berücksichtigen und qualitativ hochwertige Forschung zu betreiben, um unser Verständnis und unsere Behandlung von vaskulären Kompressionssyndromen zu verbessern.

## BEGRENZTE FORSCHUNGSNACHWEISE

Trotz der Prävalenz und des potenziellen Schweregrads von vaskulären Kompressionssyndromen gibt es nach wie vor nur wenige hochwertige Forschungsarbeiten zu diesen Erkrankungen. Viele der durchgeführten Studien hatten nur kleine Stichprobengrößen, was eine Verallgemeinerung der Ergebnisse auf größere Populationen erschwert. Außerdem fehlt es an randomisierten kontrollierten Studien (RCTs), in denen die Wirksamkeit der verschiedenen Behandlungsmöglichkeiten für diese Erkrankungen untersucht wurde.

## UNTERSCHIEDLICHE DIAGNOSTISCHE KRITERIEN

Die Diagnose von vaskulären Kompressionssyndromen kann aufgrund der Variabilität der Symptome und des Fehlens spezifischer Diagnosekriterien schwierig sein. Dies hat dazu geführt, dass in den verschiedenen Studien unterschiedliche Diagnosekriterien verwendet wurden. Beispielsweise können Studien, die das Thoracic-Outlet-Syndrom untersuchen, unterschiedliche diagnostische Kriterien verwenden, z. B. symptombasierte Kriterien oder anatomische Kriterien, was zu widersprüchlichen Studienergebnissen führen kann.

## VARIATIONEN BEI DEN BEHANDLUNGSPROTOKOLLEN

Ähnlich wie bei den Diagnosekriterien gibt es auch bei den Behandlungsprotokollen für vaskuläre Kompressionssyndrome Unterschiede. Dies kann es schwierig machen, die Ergebnisse verschiedener Behandlungsoptionen in verschiedenen Studien zu vergleichen. Beispielsweise können Studien, die die Wirksamkeit chirurgischer Eingriffe beim May-Thurner-Syndrom untersuchen, unterschiedliche Techniken oder Variationen des Verfahrens verwenden, was zu unterschiedlichen Ergebnissen führt.

VERZERRUNG

Bei Forschungsstudien zu vaskulären Kompressionssyndromen besteht die Gefahr der Verzerrung, insbesondere bei Studien zur Bewertung der Wirksamkeit der Behandlung. Dies liegt daran, dass viele der Studien auf Beobachtungen beruhen und nicht randomisiert sind, was die Kontrolle von Störvariablen erschwert. Außerdem kann es Interessenkonflikte geben, z. B. wenn Forscher finanzielle Verbindungen zu den Unternehmen haben, die die bei endovaskulären Verfahren verwendeten Geräte herstellen.

# ZUKÜNFTIGE RICHTUNGEN DER FORSCHUNG ZU VASKULÄREN KOMPRESSIONSSYNDROMEN

Die Forschung zu vaskulären Kompressionssyndromen befindet sich noch im Anfangsstadium, und es gibt mehrere Bereiche, in denen künftige Forschungen wertvolle Erkenntnisse liefern könnten. Groß angelegte Studien, standardisierte Diagnosekriterien, multidisziplinäre Ansätze, Langzeitergebnisse, vergleichende Studien und von Patienten berichtete Ergebnisse sind allesamt potenzielle Bereiche für die künftige Forschung zu diesen Erkrankungen. Wenn wir diese Bereiche angehen, können wir unser Verständnis und unsere Behandlung von vaskulären Kompressionssyndromen verbessern und die Ergebnisse für die Patienten verbessern.

Groß angelegte Studien

Wie bereits erwähnt, hatten viele der Studien zu vaskulären Kompressionssyndromen einen geringen Stichprobenumfang, was die Verallgemeinerbarkeit der Ergebnisse einschränkt. Zukünftige Forschung könnte sich auf die Durchführung größerer Studien mit größeren Stichproben konzentrieren, um solidere Erkenntnisse über die Epidemiologie,

Diagnose und Behandlung von vaskulären Kompressionssyndromen zu gewinnen.

## STANDARDISIERTE DIAGNOSTISCHE KRITERIEN

Es besteht ein Bedarf an standardisierten Diagnosekriterien für vaskuläre Kompressionssyndrome, um die Variabilität der Diagnose in verschiedenen Studien zu verringern. Dies würde es den Forschern ermöglichen, die Ergebnisse verschiedener Studien zu vergleichen und die Konsistenz bei der Diagnose und Klassifizierung dieser Erkrankungen sicherzustellen.

## MULTIDISZIPLINÄRE ANSÄTZE

An vaskulären Kompressionssyndromen können mehrere Systeme beteiligt sein, darunter vaskuläre, neurologische und muskuloskelettale Systeme. Die künftige Forschung könnte sich auf einen multidisziplinären Ansatz konzentrieren, der die Zusammenarbeit von Gefäßchirurgen, Neurologen, Radiologen und Physiotherapeuten einschließt, um eine umfassende Bewertung dieser Erkrankungen zu ermöglichen.

## LANGFRISTIGE ERGEBNISSE

Viele der Studien zu vaskulären Kompressionssyndromen haben sich auf die kurzfristigen Ergebnisse konzentriert. Künftige Forschungsarbeiten könnten sich auf langfristige Ergebnisse konzentrieren, einschließlich Rezidivraten, Lebensqualitätsmessungen und langfristige Komplikationen.

## VERGLEICHENDE STUDIEN

Vergleichende Studien zu verschiedenen Behandlungsmodalitäten bei vaskulären Kompressionssyndromen könnten wertvolle Informationen über die Wirksamkeit und Sicherheit der verschiedenen Maßnahmen liefern. Dies würde es den Ärzten ermöglichen, evidenzbasierte Entscheidungen über die am besten geeignete Behandlung für ihre Patienten zu treffen.

## VON PATIENTEN BERICHTETE ERGEBNISSE (PATIENT REPORTED OUTCOMES)

Patientenbezogene Ergebnisse gewinnen in der Gesundheitsforschung zunehmend an Bedeutung. Künftige Studien könnten patientenbezogene Ergebnisse einbeziehen, um Einblicke in die Auswirkungen von vaskulären Kompressionssyndromen auf das tägliche Leben der Patienten zu gewinnen und die Wirksamkeit verschiedener Interventionen aus der Sicht der Patienten zu bewerten.

# TEIL SIEBEN

# FALLBEISPIELEN

Die folgenden Fallstudien veranschaulichen die unterschiedlichen klinischen Präsentationen, diagnostischen Ansätze und Behandlungsstrategien für vaskuläre Kompressionssyndrome. Das May-Thurner-Syndrom, das Thoracic-Outlet-Syndrom, das Nussknacker-Syndrom und das Einklemmungssyndrom der Kniekehlenarterie sind nur einige Beispiele für diese Erkrankungen. Eine frühzeitige Erkennung und eine angemessene Behandlung sind unerlässlich, um Komplikationen zu vermeiden und die Ergebnisse für die Patienten zu verbessern.

# FALL 1: MAY-THURNER-SYNDROM

Eine 45-jährige Frau stellte sich mit einer 6-monatigen Vorgeschichte von Schwellungen und Schmerzen in der linken unteren Extremität vor. Sie hatte keine nennenswerte Krankengeschichte und nahm keine Medikamente ein. Die körperliche Untersuchung ergab ein Ödem der linken unteren Extremität, Erythem und Schmerzempfindlichkeit. Der Duplex-Ultraschall ergab Hinweise auf eine tiefe Venenthrombose in der linken Oberschenkelvene. Die CT-Angiographie ergab eine Verengung der linken Vena iliaca communis aufgrund einer Kompression durch die darüber liegende rechte Vena iliaca communis, was auf ein May-Thurner-Syndrom hindeutet. Die Patientin erhielt eine Antikoagulationstherapie und unterzog sich einer Angioplastie mit Stentimplantation in der linken Vena iliaca communis, die zu einer vollständigen Beseitigung der Symptome und zur Wiederherstellung eines normalen venösen Flusses führte.

# FALL 2: THORACIC-OUTLET-SYNDROM

Ein 32-jähriger Mann stellte sich mit einer 3-monatigen Vorgeschichte von Schmerzen, Taubheit und Schwäche der rechten oberen Extremität vor. Er hatte keine nennenswerte Krankengeschichte und nahm keine Medikamente ein. Die körperliche Untersuchung ergab eine verminderte Empfindung und Schwäche in der rechten oberen Extremität, mit positivem Tinel-Zeichen über dem Plexus brachialis. Die Elektromyographie (EMG) ergab Hinweise auf eine Denervierung der rechten oberen Extremität, was auf eine neurogene Läsion hindeutet. Die MRT der Halswirbelsäule zeigte keine Auffälligkeiten. Die CT-Angiographie ergab eine Kompression der rechten Arteria subclavia und der rechten Vene am Thoraxausgang, was auf ein Thoracic-Outlet-Syndrom hindeutet. Der Patient unterzog sich einer chirurgischen Dekompression des thorakalen Auslasses, die zu einer vollständigen Behebung der Symptome führte.

# FALL 3: NUSSKNACKER-SYNDROM

Eine 28-jährige Frau stellte sich mit einer 1-jährigen Vorgeschichte von intermittierenden Schmerzen in der linken Flanke und Hämaturie vor. Sie hatte keine nennenswerte Krankengeschichte und nahm keine Medikamente ein. Die körperliche Untersuchung war unauffällig. Die CT-Angiographie ergab eine Kompression der linken Nierenvene zwischen der Aorta und der Arteria mesenterica superior, was auf ein Nussknacker-Syndrom hindeutete. Der Patient unterzog sich einer laparoskopischen Transposition der linken Nierenvene, die zu einer vollständigen Behebung der Symptome führte.

# FALL 4:
# EINKLEMMUNGSSYNDROM DER ARTERIA POPLITEA

Ein 27-jähriger Mann stellte sich mit einer 2-jährigen Vorgeschichte von Schmerzen und Krämpfen in der rechten Wade bei körperlicher Anstrengung vor. Er hatte keine signifikante medizinische Vorgeschichte und nahm keine Medikamente ein. Die körperliche Untersuchung ergab einen verminderten Dorsalis-pedis-Puls am rechten Fuß. Im Doppler-Ultraschall zeigte sich eine Stenose der Kniekehlenarterie, die durch eine CT-Angiographie bestätigt wurde. Der Patient unterzog sich einer chirurgischen Freilegung der Kniekehlenarterie, die zu einer vollständigen Behebung der Symptome führte.

# TEIL ACHT
# DISKUSSION DER ERGEBNISSE UND NACHSORGE

Die Behandlung von vaskulären Kompressionssyndromen ist komplex und erfordert einen multidisziplinären Ansatz. Die Behandlungsmöglichkeiten für diese Erkrankungen hängen von der Schwere der Symptome, den zugrunde liegenden anatomischen Anomalien und dem allgemeinen Gesundheitszustand des Patienten ab. In diesem Kapitel werden die verschiedenen Behandlungsmöglichkeiten für vaskuläre Kompressionssyndrome und die Ergebnisse dieser Behandlungen erörtert.

# KONSERVATIVE
# BEHANDLUNGSFORMEN

Zu den konservativen Behandlungsmöglichkeiten von vaskulären Kompressionssyndromen gehören Änderungen der Lebensweise, Physiotherapie und Medikamente. Änderungen der Lebensweise wie Gewichtsabnahme, regelmäßiger Sport und die Vermeidung von langem Stehen oder Sitzen können in einigen Fällen zur Linderung der Symptome beitragen. Physikalische Therapie kann bei der Behandlung von muskuloskelettalen Ursachen der Kompression, wie verspannte Muskeln oder Narbengewebe, hilfreich sein. Medikamente wie Schmerzmittel, Gerinnungshemmer und Muskelrelaxantien können ebenfalls zur Behandlung der Symptome eingesetzt werden.

# CHIRURGISCHE BEHANDLUNGSMÖGLICHKEITEN

Zu den chirurgischen Behandlungsmöglichkeiten bei vaskulären Kompressionssyndromen gehören die Dekompressionschirurgie, bei der das komprimierte Gefäß freigegeben wird, und die venöse Rekonstruktion, bei der beschädigte Venen repariert oder ersetzt werden. Diese Eingriffe können mit der traditionellen offenen Chirurgie oder mit minimal-invasiven Techniken wie der endovaskulären Chirurgie durchgeführt werden. Die Wahl des Verfahrens hängt von der Lage und dem Schweregrad der Kompression sowie dem allgemeinen Gesundheitszustand des Patienten ab.

# ERGEBNISSE DER BEHANDLUNG

Die Ergebnisse der Behandlung von vaskulären Kompressionssyndromen können je nach Art und Schweregrad der Erkrankung sowie der gewählten Behandlungsoption variieren. Im Allgemeinen können konservative Behandlungen wie die Änderung der Lebensweise und die Einnahme von Medikamenten die Symptome vorübergehend lindern, aber die zugrunde liegende Erkrankung nicht heilen. Ein chirurgischer Eingriff kann eine dauerhaftere Linderung bewirken, birgt jedoch das Risiko von Komplikationen und ist nicht für alle Patienten geeignet.

Bei Patienten, die sich einer chirurgischen Behandlung unterziehen, hängt der Erfolg des Verfahrens von Faktoren wie dem Ort und der Schwere der Kompression, der Erfahrung des Chirurgen und dem allgemeinen Gesundheitszustand des Patienten ab. Zu den Komplikationen können Blutungen, Infektionen, Nervenschäden und Blutgerinnsel gehören. Venöse Rekonstruktionsverfahren können ein höheres Komplikationsrisiko aufweisen als Dekompressionseingriffe.

Die Nachsorge nach der Behandlung ist wichtig, um das

Wiederauftreten von Symptomen oder Komplikationen zu überwachen. Patienten, die sich einer chirurgischen Behandlung unterziehen, sollten nach dem Eingriff einige Zeit lang engmaschig überwacht werden, um sicherzustellen, dass die Operationsstelle richtig verheilt und sich die Symptome bessern.

# TEIL NEUN
# LETZTE WORTE

Vaskuläre Kompressionssyndrome sind eine Gruppe von Erkrankungen, die eine Reihe von Symptomen und Komplikationen verursachen können. Trotz der Kontroversen um ihre Existenz gibt es immer mehr Belege für die Diagnose und Behandlung dieser Erkrankungen. Ziel dieses Buches war es, einen Überblick über vaskuläre Kompressionssyndrome zu geben, einschließlich ihrer Anatomie und Physiologie, der klinischen Präsentation, der diagnostischen Methoden und der Behandlungsmöglichkeiten.

In diesem Buch werden die verschiedenen Arten von vaskulären Kompressionssyndromen, ihre frühen Beschreibungen und die Entwicklung des Konzepts im Laufe der Zeit diskutiert. Wir haben auch die Kontroversen um ihre Diagnose und Behandlung sowie die Qualität der Forschungsstudien zu diesen Erkrankungen untersucht.

Obwohl es noch viel über vaskuläre Kompressionssyndrome zu lernen gibt, deuten die vorliegenden Erkenntnisse darauf hin, dass diese Erkrankungen diagnostiziert und wirksam behandelt werden können. Konservative Behandlungsmöglichkeiten wie die Änderung des Lebensstils und die Einnahme von Medikamenten können eine vorübergehende Linderung der Symptome bewirken, während chirurgische Optionen wie die Dekompressionsoperation und die Venenrekonstruktion eine dauerhafte Linderung bewirken können.

Der Erfolg der Behandlung hängt jedoch von vielen Faktoren ab, unter anderem vom Schweregrad der Erkrankung, den zugrunde liegenden anatomischen Anomalien und dem allgemeinen Gesundheitszustand des Patienten. Darüber hinaus sollte die Wahl der Behandlung individuell getroffen werden, wobei die Risiken und Vorteile der einzelnen Optionen zu berücksichtigen sind.

# TEIL ZEHN
# EMPFEHLUNGEN FÜR DIE KÜNFTIGE FORSCHUNG UND KLINISCHE PRAXIS

Die Untersuchung von vaskulären Kompressionssyndromen ist ein sich ständig weiterentwickelndes Gebiet, in dem ständig neue Forschungsergebnisse und Entwicklungen entstehen. In diesem Kapitel geben wir einige Empfehlungen für die zukünftige Forschung und klinische Praxis im Bereich der vaskulären Kompressionssyndrome.

Mehr Bewusstsein und Aufklärung: Eine der größten Herausforderungen bei der Diagnose und Behandlung von vaskulären Kompressionssyndromen besteht darin, dass viele Angehörige der Gesundheitsberufe nicht über diese Erkrankungen informiert sind. Es sind mehr Aufklärungs- und Sensibilisierungskampagnen erforderlich, um die Erkennung und Diagnose dieser Erkrankungen zu verbessern.

Verbesserung der Diagnosemethoden: Die derzeitigen Diagnosemethoden für vaskuläre Kompressionssyndrome, wie z. B. bildgebende Untersuchungen, haben ihre Grenzen und sind nicht immer zuverlässig. Es müssen neue und genauere Diagnosemethoden entwickelt werden, die den Ärzten detailliertere Informationen über die Anatomie und Physiologie der Gefäße und Nerven liefern, die an diesen Erkrankungen beteiligt sind.

Entwicklung standardisierter Behandlungsprotokolle: Es fehlt an standardisierten Behandlungsprotokollen für vaskuläre Kompressionssyndrome, was zu unterschiedlichen Behandlungsergebnissen und Patientenversorgung führen kann. Die Entwicklung standardisierter Behandlungsprotokolle, die auf den neuesten Forschungsergebnissen und klinischen Erkenntnissen basieren, könnte dazu beitragen, die Qualität der Versorgung von Patienten mit diesen Erkrankungen zu verbessern.

Mehr hochwertige Forschung betreiben: Es besteht ein Bedarf an mehr hochwertigen Forschungsstudien zu vaskulären Kompressionssyndromen, einschließlich randomisierter kontrollierter Studien und systematischer Überprüfungen. Solche Studien können den Ärzten zuverlässigere und umfassendere Informationen über die Diagnose und Behandlung dieser Erkrankungen liefern.

Zusammenarbeit über Fachgebiete hinweg: Vaskuläre Kompressionssyndrome erfordern einen multidisziplinären Ansatz, an dem Spezialisten aus verschiedenen Bereichen beteiligt sind, darunter Gefäßchirurgie, Neurologie, Radiologie und Physiotherapie. Die Zusammenarbeit zwischen diesen Fachrichtungen könnte zu einer besseren Diagnose und Behandlung dieser Erkrankungen führen.

Entwicklung patientenzentrierter Ergebnisse: In Forschungsstudien zu vaskulären Kompressionssyndromen sollten patientenzentrierte Ergebnisse, wie Lebensqualität und Funktionsstatus, im Vordergrund stehen. Solche Ergebnisse können wertvolle Informationen über die Auswirkungen dieser Erkrankungen auf das Leben der Patienten und die

Wirksamkeit der verschiedenen Behandlungsmöglichkeiten liefern.

Zusammenfassend lässt sich sagen, dass die Erforschung von vaskulären Kompressionssyndromen ein komplexes und sich ständig weiterentwickelndes Gebiet ist. Die Verbesserung der Diagnose, die Entwicklung standardisierter Behandlungsprotokolle und die Durchführung hochwertiger Forschungsarbeiten sind für die Verbesserung der Qualität der Versorgung von Patienten mit diesen Erkrankungen unerlässlich. Die fachübergreifende Zusammenarbeit und die Priorisierung von patientenorientierten Ergebnissen sind ebenfalls wichtig für die Verbesserung des Gesamtmanagements von vaskulären Kompressionssyndromen.

# ÜBER DEN AUTOR

Dr. med. Mohammad E. Barbati ist Oberarzt für Gefäß- und endovaskuläre Chirurgie am Universitätsklinikum Aachen. Dr. Barbati war Haupt- oder Co-Prüfer in mehreren klinischen Studien und Studien zur interventionellen Behandlung von TVT, PCS, PTS und anderen Gefäßerkrankungen. Bis heute hat er mehr als 60 wissenschaftliche Publikationen, Abstracts und Buchka-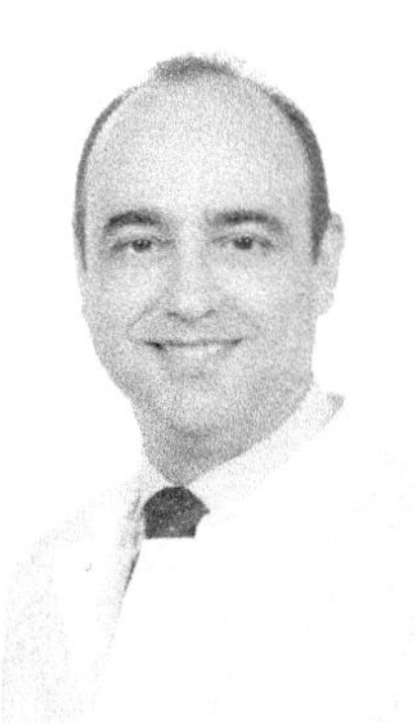pitel verfasst oder mitverfasst. Er hat über 100 eingeladene Vorträge auf nationalen und internationalen Tagungen gehalten und ist Berater zahlreicher Medizinproduktehersteller.

www.ingramcontent.com/pod-product-compliance
Lightning Source LLC
Chambersburg PA
CBHW050609160726
48003CB00003B/1113